LA

DIPHTÉRIE

ET

UN TRAITEMENT

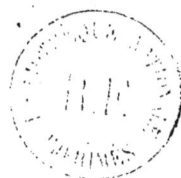

PAR

MARAGE

DOCTEUR EN MÉDECINE

ET

DOCTEUR ÈS SCIENCES

ÉD. CRÉTÉ

IMPRIMERIE TYPOGRAPHIQUE

CORBEIL (Seine-et-Oise)

—

1894

TRAITEMENT DE LA DIPHTÉRIE

La diphtérie prend tous les jours une importance plus considérable, et plus elle s'étend, moins la virulence du bacille semble diminuer.

A Paris, de 1840 à 1850, il y a eu seulement 112 décès par croup, ou 11,2 par an.

Dix ans plus tard, en 1860, on compte 210 décès, c'est-à-dire vingt fois plus.

Mais c'est surtout depuis la guerre, que les ravages sont terribles :

En 1874, il y a eu	....	1008	décès.
— 1877	—	2393	—
— 1882	—	2390	—
— 1888	— (Rien que dans les hôpitaux d'enfants).	1239	—

C'est à partir de cette époque, que l'on commence à traiter sérieusement cette affection, contre laquelle on se croyait désarmé ; et immédiatement la mortalité baisse surtout chez les adultes, parce que ces derniers résistent mieux, se soignent plus vite et plus facilement.

A Lyon la maladie a triplé dans l'espace de trois ans ; et en 1882 la mortalité a été de 72 p. 100 (1).

(1) Haas, *Thèse de doctorat*, 1894.

Dans les autres villes, la marche est la même.

Berlin .... perd tous les ans	2 000 à 3 000	sujets par diphtérie.		
Paris	—	1 500 à 2 500		—
Londres	—	1 800 à 2 000		—
Philadelphie	—	1 500		—
Saint-Pétersbourg.	—	1 300		—
Madrid	—	1 000 à 2 000		—
Amsderdam.......	—	800 à 900		—
New-York	—	900		—
Varsovie	—	700		—

Et cependant de tout temps on a essayé de soigner cette maladie, et l'on a été conduit à employer les remèdes les plus fantastiques ; ce qui n'avait rien d'étonnant puisque l'empirisme était le seul guide.

Malheureusement le hasard ne conduisit à aucun bon résultat, et dans ces dernières années seulement, les progrès de l'anatomie pathologique ont permis d'indiquer une méthode logique et par conséquent scientifique, avec laquelle le docteur Gaucher n'a eu que 7 p. 100 de morts, ce qui est très peu. C'est ce traitement modifié que nous allons d'abord résumer en quelques lignes.

RÉSUMÉ

1° *Il est démontré aujourd'hui que la diphtérie est d'abord une maladie locale, et qu'elle ne devient que plus tard une maladie générale.*

1° DONC : il faut d'abord détruire les fausses membranes là où elles se forment.

Ceci posé,

Le traitement va consister à :

1. *Enlever les fausses membranes;*
2. *Les faire rejeter au dehors;*
3. *Cautériser la muqueuse sous-jacente.*

1. Enlever les fausses membranes à sec étant très difficile, très douloureux, et exposant à faire saigner, je les touche légèrement avec une solution de papaïne et j'attends de 3 à 5 minutes.

2. Je fais passer alors un courant d'eau légèrement antiseptique dans la gorge, toutes les fausses membranes se détachent et tombent.

3. Je vais alors toucher la muqueuse soit avec du camphre phéniqué, soit avec de la résorcine, soit avec un antiseptique fort.

Cette opération doit être répétée toutes les deux heures le jour, toutes les trois heures la nuit. Somme toute c'est le traitement du Dr Gaucher modifié. Au lieu d'enlever les fausses membranes à sec, je les dissous d'abord dans la papaïne, elles s'enlèvent alors très facilement.

Le Dr Gaucher disait, en effet, dans sa communica-

tion (1) : « Je reconnais qu'il vaudrait mieux trouver un
» traitement moins douloureux et aussi sûr ; mais en
» attendant qu'on l'ait trouvé je préfère un traitement
» douloureux et sûr à un autre traitement moins doulou-
» reux et incertain. »

Grâce à la papaïne, l'ablation à sec est supprimée ; la
cautérisation de la muqueuse sous-jacente se fait aussi
facilement, et il me semble que le léger inconvénient de
cet excellent traitement est supprimé.

C. Q. F. D.

DIVISION

Le médecin doit être avant tout un guérisseur, et le
meilleur médecin est celui qui a toujours un remède dans
sa poche.

Le diagnostic est fait soit par le médecin soit par le
client ; car souvent on vient vous trouver et on vous dit :
« — Docteur, j'ai telle chose, qu'est-ce qu'il faut faire? »
mais l'ordonnance n'est faite que par le médecin. L'ordonnance, dans la diphtérie, est excessivement impor-
tante, car je prétends que, prise au début et bien soignée,
c'est une maladie qui doit guérir.

Du reste les faits sont là pour le prouver.

Donc :

1° Faire le diagnostic ;

2° Faire le traitement.

(1) *Sur une méthode de traitement de l'angine diphtéritique* (1887).

DIAGNOSTIC

Le diagnostic est souvent très difficile ; on a beau avoir une grande habitude, on peut rester parfois pendant deux jours et plus sans pouvoir *affirmer* qu'on est en présence d'une angine diphtéritique.

Mais la famille n'admet pas ce point d'interrogation suspendu sur sa tête : une consultation ne donne généralement pas de résultat plus positif.

Il peut y avoir danger de diphtérie dans les cas suivants :

L'enfant n'a pas de fièvre, il avale facilement, ne se plaint pas, est au plus un peu triste et pâlot ; mais il a du blanc ou plutôt du gris dans la gorge (sur les amygdales, les piliers ou la luette); alors il ne faut pas s'endormir dans une sécurité trompeuse, car, et c'est une loi, qui n'est pas mathématique évidemment, mais qui est vraie le plus souvent, « *un mal de gorge (pris dans le sens qu'y* » *attachent les malades) est d'autant plus grave que les* » *réactions générales sont plus faibles, c'est-à-dire que le* » *malade se porte mieux extérieurement* (1). »

Alors, au moyen d'un porte-caustique recouvert de coton sec, on essaye d'enlever la plaque grise : elle tient fortement, et au-dessous se trouve la muqueuse sangui-

(1) Je ne parle pas ici des angines graves de la scarlatine ; du reste l'éruption viendra lever tous les doutes.

nolente : lavé dans l'eau, le pinceau abandonne une *peau*
qui ne se dissout pas ; et, deux heures après, il s'est formé
une nouvelle membrane au même point.

La présomption augmente : si le doute subsiste,
grattez doucement avec le porte-caustique la muqueuse
de manière à enlever la couche superficielle et à la faire
saigner ; puis regardez deux ou trois heures après ; si
c'est la diphtérie, une fausse membrane se sera développée
sur l'érosion, et votre diagnostic sera aussi sûr que possible, cliniquement du moins.

Enfin le dernier moyen est absolument caractéristique,
tout à fait scientifique, mais je doute fort qu'il tombe dans
la pratique, car il est peu de médecins qui puissent l'employer, parce qu'ils n'ont pas les instruments nécessaires ;
je veux parler de l'examen bactériologique.

Examen microscopique. — Toute fausse membrane n'est pas fatalement diphtéritique ; pour qu'elle
le soit, il faut qu'elle contienne le bacille de Klebs-
Lœffler.

Par conséquent la conduite à tenir semble absolument
simple : recueillir une fausse membrane, la placer dans
l'alcool absolu, et l'examiner soi-même ou la faire examiner pour reconnaître le bacille (très délicat) ; ou bien
on a dans un tube fermé à la lampe du sérum aseptique ;
on gratte une fausse membrane avec un fil de platine
préalablement flambé, et on ensemence le sérum ; on
maintient à 35° pendant vingt heures dans une étuve, et
on examine les colonies blanches, opaques, qui ont
poussé, après les avoir colorées avec un réactif approprié.

De ce que l'on n'ait pas trouvé le bacille de Lœffler,

peut-on conclure que la diphtérie n'existe pas ? Non, car dans un cas d'angine avec des fausses membranes, les cultures furent faites par M. Roux, de l'Institut Pasteur ; elles ne donnèrent aucun résultat, et cependant l'état du malade empirait ; M. Roux fit de nouvelles cultures qui, cette fois, donnèrent des résultats, mais l'enfant avait succombé.

Or, en pratique (et c'est de la pratique que nous faisons en ce moment), cet examen est 999 fois sur 1000 impossible.

Ou le praticien ne sait pas faire l'examen histologique, ou il n'a ni le temps ni l'installation suffisants.

Reste une hypothèse : faire faire l'examen dans un laboratoire d'anatomie pathologique ; en dehors des grandes villes, est-ce bien pratique ? Et quand même, l'insuccès dont nous venons de parler, laisserait encore une place au doute.

M. Louis Martin, interne des hôpitaux, a fait dans le laboratoire de M. Roux, à l'Institut Pasteur, un travail fort intéressant sur 200 cas de diphtérie qu'il a observés à l'hôpital des Enfants Malades.

Bien que la marche de la température ait été fort bien étudiée, je ne mentionnerai ici que les résultats de l'examen bactériologique qui chaque fois a été fait.

Les 200 observations se subdivisent ainsi :

43 angines non diphtéritiques.
- 7
  - 3 angines pultacées.
  - 4 angines de rougeole.
- 36
  - 8 angines à streptocoques.
  - 25 angines à *coccus* (surtout un petit *coccus*, disposé souvent en diplocoque et décrit par Roux et Yersin, puis on trouve le *Staphylococcus albus*, ou le *Staphylococcus aureus*).
  - 2 angines très bénignes.
  - 1 cas douteux.

69 angines diphtéritiques.
- 52 contenant le bacille de la diphtérie presque seul.
- 17 contenant le bacille avec associations microbiennes.
  - 10 avec streptocoques.
  - 7 avec *coccus*.

88 croups.
- 54 avec fausses membranes dans la gorge.
  - 17 non diphtéritiques (au début des *coccus* puis plus tard des bacilles).
  - 13 diphtéritiques avec associations microbiennes.
    - 4 avec streptocoques.
    - 9 avec d'autres *coccus*.
  - 24 diphtéritiques purs.
- 34 sans fausses membranes dans la gorge.
  - 21 diphtéritiques.
  - 12 pas diphtéritiques.

Donc sur 200 cas, il y a eu 43 angines non diphtéritiques, 17 croups non diphtéritiques avec fausses membranes dans la gorge, 12 croups non diphtéritiques sans fausses membranes dans la gorge ; en tout 72 erreurs de diagnostic sur 200 cas, c'est-à-dire 36 p. 100, c'est-à-dire 3, 6 pour 10, ou presque 2 pour 5.

C'est énorme.

Mais, dans la clientèle, la proportion est infiniment moindre : en effet à l'hôpital (et nous sommes ici aux Enfants Malades), il n'y a pas de salles d'observation, et dans beaucoup de cas il est impossible de faire de suite le diagnostic, il faut attendre un ou deux jours : cependant on met les malades dans les pavillons d'isolement, quitte à les retirer plus tard, s'ils n'ont pas gagné la diphtérie.

De plus, il ne s'agit ici que d'enfants, et chez les adultes l'examen, et par conséquent, le diagnostic sont plus faciles. Cependant, pour établir l'excellence d'une méthode de traitement, il ne faudrait faire entrer dans la statistique que les angines contenant le bacille de Lœffler.

Cela, c'est de la science ; mais au lit du malade, dans le doute, il faut prévenir la famille du « peut-être », et sans tarder instituer l'isolement relatif et un traitement ; c'est ce qu'on est convenu d'appeler l'expectation armée.

L'examen bactériologique peut rendre aussi des services au point de vue du pronostic.

En effet, le bacille de Klebs-Lœffler peut être divisé en trois classes (1) :

1ʳᵉ classe : bacilles-types longs, imbriqués, enchevêtrés ; ce sont les plus toxiques ;

2ᵉ classe : bacilles moyens, parallèles entre eux ; ils sont peu toxiques ;

3ᵉ classe : bacilles courts, parallèles entre eux, et paraissant plus gros que les précédents ; ils sont très bénins.

Mais il faut tenir compte de la présence des autres éléments.

C'est ainsi que la maladie peut être mortelle, lorsque les bacilles courts sont associés aux streptocoques ; de même le bacille moyen peut devenir mortel, lorsqu'il se présente chez des sujets atteints de rougeole.

(1) Louis Martin, *loc. cit.*

TRAITEMENT

Principe. — Il est admis aujourd'hui, que la diphtérie est d'abord une maladie locale, caractérisée par la
présence de la fausse membrane, contenant le bacille de
Lœffler, et que ce n'est que plus tard qu'elle devient une
maladie générale.

Donc il faut prendre la maladie au début, et s'attaquer
à la fausse membrane, de manière à empêcher les bacilles d'empoisonner l'organisme, par les ptomaïnes
qu'ils secrètent.

Fausse membrane. — De couleur blanc grisâtre,
élastique, elle est d'abord très mince, puis elle peut
acquérir jusqu'à une épaisseur de 2 millimètres par les
couches successives qui se forment à sa face profonde.

La muqueuse sous-jacente est enflammée et tuméfiée ;
quand les membranes sont enlevées (ce *qui est très difficile, car l'adhérence est très grande*), la muqueuse prend
un aspect dépoli, dû à la perte de son épithélium. Le
bacille de Lœffler se rencontre surtout dans les parties
superficielles de la membrane ; il est séparé de la muqueuse privée de son épithélium par une couche de fibrine
très adhérente au tissu muqueux.

Naturellement on retrouvera en plus toutes les colo-

nies de microbes qui pullulent dans la cavité buccale,
bâtonnets, streptocoques, staphylocoques, dus à l'inflammation, etc., etc.

En résumé, la fausse membrane est un véritable laboratoire, où les bacilles de Lœffler s'occupent à sécréter
des ptomaïnes qui vont infecter l'organisme.

Donc si on ne détruit pas le chimiste, il faut détruire
le laboratoire, ou mieux les deux, si on le peut.

Traitement. — C'est ce qu'avait très bien compris
le Dᵣ Gaucher, lorsqu'en 1887 il institua la méthode qui
lui a donné de si bons résultats (7 p. 100 de morts au lieu
de 50 p. 100, chiffre habituel). Son traitement se résume
en ceci :

1° Enlever à sec la fausse membrane avec un pinceau
molletonné. *Inconvénient : c'est très difficile, parfois impossible à cause de l'adhérence, et on fait saigner, chose
grave, car on ouvre de nouvelles voies à l'infection ;*

2° Cautériser (*inconvénient : douleur*);

3° Grand lavage (*très bon*).

Comme je viens de le dire, ce traitement est excellent,
mais il est très difficile à faire et il présente un grand
inconvénient : il est impossible de ne pas faire saigner :
La douleur cependant n'est pas si vive que les malades
veulent bien le dire, et M. Gaucher lui-même, dans une
autre communication, revenait sur son opinion précé-
dente.

La grosse objection, c'est la lésion de la muqueuse.

M. Roux, en effet, écrivait (*Semaine médicale*, 1891,
n° 58) : « Je ne suis pas du tout partisan du raclage à ou-
» trance des fausses membranes pharyngées, c'est un point
» sur lequel je me permets d'insister beaucoup. On trauma-
» tise sans cesse de la sorte la surface des amygdales ; en

» détruisant les fausses membranes, on détruit aussi cer-
» taines parties de la muqueuse et on crée de nouvelles
» portes à l'absorption de la toxine sans cesse produite
» par les microbes qui pullulent sur l'épithélium. Il ne
» faut pas croire en effet, que même lorsqu'on a enlevé
» toutes les plaques blanches amygdaliennes, on a fait
» disparaître la cause du mal, il n'en est rien. Il reste
» toujours un vernis de bacilles que les attouchements
» les plus énergiques ne sauraient faire tomber. »

Conséquences. — C'est absolument notre avis ; il ne
faut pas faire saigner ; avec beaucoup d'habitude on y
arrive, mais comme le médecin ne peut pas faire lui-
même les badigeonnages toutes les deux heures, il fallait
modifier le traitement de manière à le rendre :

1° *Plus facile ;*
2° *Non douloureux ;*
3° *Plus complet.*

C'est ce que nous avons fait en introduisant les modi-
fications suivantes :

PREMIER TEMPS.

*Toucher légèrement les fausses membranes avec une
solution de papaïne.* — Nous supprimons complètement
le pinceau sec et les frottements ; jamais le malade ne
saigne ; il suffit pour cela d'employer la papaïne.

Principe. — La membrane adhère par sa fibrine, donc
il faut dissoudre la fibrine.

Papaïne. — Le *Carica papaya* ou papayer (1) est un arbre du
Brésil, de l'île de France, des Antilles..., haut de 2 à 3 mètres,
dont la tige est terminée par un bouquet de feuilles palmées, lon-

---

(1) Manquat, *Thérapeutique.*

guement pétiolées. On le cultive pour son fruit volumineux que l'on mange comme le melon.

Il existe dans toutes les parties du végétal un suc laiteux qui, traité par l'alcool, laisse précipiter un corps amorphe, blanc, inodore, insipide, soluble dans l'eau et la glycérine, insoluble dans l'alcool, l'éther, le chloroforme, les huiles grasses et volatiles. *C'est la papaïne* ou caricine.

Ce suc agit énergiquement sur la caséine et les albuminoïdes ; il les ramollit en quelques instants et les dissout en quelques heures ; la papaïne agit de même ; elle se distingue de la pepsine en ce qu'elle dissout la fibrine en présence de très petites quantités d'acide et même dans un milieu neutre : *ce ferment peut liquéfier jusqu'à deux mille fois son poids de fibrine humide* en donnant de la peptone non précipitable par l'acide nitrique et un faible résidu de dyspeptone.

C'est pourquoi Bouchut l'a employé **pour dissoudre les fausses membranes en solution de 1 pour 4.**

C'était logique ; comment se fait-il que ce traitement soit presque tombé en désuétude ? C'est qu'on lui a demandé plus qu'il ne pouvait donner.

Évidemment, il ne digère pas en deux minutes toutes les membranes, mais il dissout la fibrine, et au bout de trois minutes un courant d'eau suffit pour détacher toutes les peaux.

C'est *donc un avantage énorme*, puisqu'il fait disparaître trois grands inconvénients : *la difficulté, la douleur et surtout l'érosion de la muqueuse.*

Donc, il faut d'abord toucher très doucement toutes les fausses membranes, avec du coton hydrophile imbibé d'une solution de papaïne (1).

_____

(1) Je puis citer le fait suivant : Un enfant de douze mois atteint de diphtérie grave (il avait eu une attaque d'étouffement due à la propagation au larynx, par conséquent du croup) était soigné par la méthode que nous décrivons. — Les parents voulurent absolument faire supprimer la papaïne ; l'enfant ne saignait jamais, et immédiatement le coton a sec blessa la muqueuse qui était malade depuis quinze jours ; c'était une leçon de choses, la papaïne fut reprise, et l'enfant guérit.

DEUXIÈME TEMPS.

Le grand lavage. — Les membranes sont restées en place, car on ne les a pas frottées ; alors, il faut les détacher ; ce qu'il y a de mieux, c'est de faire arriver dans la bouche un jet d'eau phéniquée à 1 ou 1/2 p. 100 au moyen d'un irrigateur ; l'enfant crie, sa bouche reste ouverte et il n'avale rien ; si le malade est un peu plus âgé et difficile, on maintient la bouche ouverte avec un bouchon ; si c'est un adulte, il se gargarise, ou se fait arriver lui-même le jet dans la gorge en prononçant, la note « ah ! » très grave.

Ce lavage agit surtout mécaniquement, *il est absolument indispensable*, et j'aimerais mieux supprimer le troisième temps, la cautérisation, que le deuxième, le lavage.

J'emploie de l'eau phéniquée, si je me sers d'un collutoire contenant de l'acide phénique ou un dérivé, parce que, quand on emploie deux antiseptiques successivement dans un même milieu, leur absorption est beaucoup plus rapide que si on n'en emploie qu'un seul ; et il n'est pas ici nécessaire d'intoxiquer le malade. Pour en faire la preuve, il suffit de se laver les mains avec de l'eau phéniquée, puis avec de la liqueur de Van Swieten, et on éprouvera dans les doigts un engourdissement assez long qui n'aurait pas été ressenti, si l'on n'avait employé qu'une de ces deux substances.

TROISIÈME TEMPS.

Cautérisation. — La muqueuse est à nu, elle est débarrassée de la fausse membrane ; alors il faut aller cautériser la muqueuse avec un antiseptique approprié.

Il reste en effet à la surface des colonies de bacilles, qui vont proliférer et sécréter de nouvelles toxines. Il faut, je ne dirai pas aller tuer les bacilles, ce serait une illusion, mais empêcher la muqueuse d'absorber les ptomaïnes.

Donc, il faut prendre une substance agissant d'une façon absolument opposée à la papaïne, c'est-à-dire coagulant la fibrine et les albuminoïdes.

Or, l'acide phénique coagule les matières albuminoïdes; à 5 p. 100, il précipite de leurs solutions les substances gélatineuses et albumineuses. Pour expliquer son action, on peut admettre plusieurs hypothèses :

1° Les germes virulents sont emprisonnés dans un magma d'albumine (Pettenkoffer) ;

2° Le protoplasma est coagulé et devient plus résistant ; car le sang s'arrête dans les capillaires ; les phénomènes d'absorption et d'exsudation sont modifiés ;

3° L'acide phénique arrête les mouvements des cils vibratiles et ceux des leucocytes.

Quelle que soit l'explication admise, comme les résultats cliniques sont excellents, l'acide phénique est indiqué ; mais nous verrons tout à l'heure qu'il n'est pas le seul qu'on puisse employer.

Formule. — Comme l'acide phénique est solide, on y ajoute du camphre, et on obtient un liquide sirupeux, le phénol camphré, se mélangeant en toutes proportions aux huiles, à l'axonge, à la vaseline, soluble dans l'alcool et l'éther, *insoluble dans l'eau* (de manière que si on lavait après, on n'enlèverait rien).

Malheureusement l'huile et l'alcool diminuent son pouvoir antiseptique, tandis que l'acide tartrique et l'acide chlorhydrique l'augmentent.

C'est pourquoi, dans la formule du Dr Gaucher,

A { Camphre	20	grammes.
{ Acide phénique	5	—
B { Huile de ricin	15	—
{ Alcool à 90°	10	—
C	Acide tartrique	1	gramme.

B sert uniquement à dissoudre le phénol camphré, mais en diminuant le pouvoir antiseptique, et on remet les choses en état en ajoutant de l'acide tartrique (C).

On a donc à peu près une solution d'acide phénique à 10 p. 100.

Appliqué sur la muqueuse privée de son épithélium, ce collutoire est un peu douloureux ; sur la muqueuse saine, comme la laisse la papaïne, il ne provoque aucune réaction.

Il faut l'appliquer doucement, comme on l'a fait pour la papaïne, et *ne pas en mettre en excès ;* j'ai vu des parents qui en mettaient tant, que le bébé avait les lèvres et la peau du menton tout excoriées ; si on fait bien l'application, cette petite complication ne se produit jamais.

AUTRES COLLUTOIRES

Tous les collutoires employés agissent de la même façon, en coagulant les albuminoïdes, et en empêchant l'absorption des toxines.

1° L'acide phénique a été dissous dans un grand nombre d'autres véhicules, entre autres, l'acide sulforicinique ; mais, bien appliqué, le collutoire précédent réussit très bien.

2° L'acide salicylique agit de la même façon.

3° La résorcine a le même pouvoir antiseptique que l'acide phénique ; elle coagule les albuminoïdes, et elle *n'est pas caustique* quelle que soit la proportion de la solution.

M. Cadet de Gassicourt l'a employée sans résultat dans le traitement de la diphtérie à la dose de 5 à 10 p. 100 en solution glycérinée.

C'est un médicament que j'emploie beaucoup et qui m'a donné de très bons résultats dans le traitement des végétations adénoïdes ; il est parfait contre l'inflammation des amygdales ; mais il faut l'employer en solution très concentrée à 100 ou 120 p. 100 dans l'eau. Je m'en sers depuis quatre ans dans ces proportions et je n'ai jamais eu ni insuccès ni intoxication ; il n'est pas douloureux.

J'ai eu l'occasion de l'employer dans la diphtérie à la place du phénol camphré, et au début de l'affection ; j'en ai obtenu de bons résultats, mais les cas que j'ai traités avec cette méthode ne sont pas encore assez nombreux pour être publiés.

Il est probable que si M. Cadet de Gassicourt n'a pas eu de succès, c'est que ses solutions étaient beaucoup trop faibles (1).

Le stérésol, qui est composé de :

Gomme laque......................	135 grammes.	
Benjoin..........................	5	—
Teinture de Tolu..................	25	—
Essence de cannelle de Chine......	3	—
Acide phénique....................	50	—
Alcool à 90°............ Q. S. pour	500	—

est somme toute une dissolution d'acide phénique à 10 p. 100, pouvant avoir l'avantage de rester adhérente, et de mettre la muqueuse à l'abri de l'air.

Le perchlorure de fer est également un coagulant du sang, il agit donc encore de la même façon, seulement il est très douloureux et son action n'est efficace que si la solution marque 30°. Pour obvier à cet inconvénient, M. le Dr Laurent (1886) a employé un mélange de perchlorure et d'oxychlorure de fer magnétisé renfermant en plus de l'eau oxygénée, du protoxyde et du bioxyde d'azote.

Ce produit est le résidu que l'on trouve au fond d'une pile que M. Aymonnet a présentée le 4 novembre 1889 à la Société de physique ; elle est formée simplement d'eau régale étendue, avec un pôle + de charbon et — de fer.

L'application n'est pas douloureuse, et les résultats obtenus ont été très bons.

Telles sont les différentes substances qui, agissant toutes

(1) Les formules de ces trois antiseptiques sont très voisines :
Acide phénique, $C^6H^4(OH)H$;
Résorcine, $C^6H^4(OH^2)$;
Acide salicylique, $C^6H^4(OH)CO_2OH$.

de la même façon, rentrent toutes dans la méthode que nous préconisons :

1° *Dissoudre les fausses membranes ;*

2° *Les enlever par un lavage ;*

3° *Toucher la muqueuse de manière à empêcher l'action des toxines.*

Mais pour que ce traitement soit efficace il faut que, *dès le début,* il soit fait, et bien fait, toutes les deux heures le jour, toutes les trois heures la nuit.

M. Gaucher a une mortalité seulement de 7 p. 100 ; tous les cas que j'ai soignés jusqu'ici ont guéri, et il y en avait de très graves (depuis un enfant de douze mois jusqu'à une malade de dix-huit ans) ; mais la triple opération a été faite absolument et régulièrement.

---

(1) J'ai eu l'occasion d'observer dans ma clientèle des cas *certains* de diphtérie, que l'on pouvait cliniquement diviser en deux classes :

Chez les uns (un enfant de douze mois, un autre de trois ans) les fausses membranes se reproduisaient avec une intensité et une vitesse sans égales ; après la cautérisation il ne restait plus rien dans la gorge, et deux heures après, on retrouvait des fausses membranes partout, et formant parfois un enduit absolument continu : il y en avait non seulement sur les amygdales, le voile du palais, la luette, mais encore dans le pharynx et le nez, sur les joues, les lèvres, le menton, et partout où l'épiderme était enlevé. L'intoxication était générale ; si on restait plus de deux heures sans intervenir, des phénomènes de suffocation se produisaient immédiatement. Malgré tout, on continua le traitement pendant quatre semaines, et les deux enfants guérirent.

Chez les autres (enfants de cinq, dix et treize ans, jeune fille de dix-huit ans) les phénomènes furent différents : il y avait une ou deux fausses membranes, à la fois, mais se reproduisant continuellement au même point ; et elles persistèrent tant que les ganglions cervicaux furent engorgés, c'est-à-dire pendant six semaines, mais tous les malades guérirent.

Dans d'autres cas, au contraire, prise dès le début, l'affection céda au bout d'une huitaine de jours.

C'est ce qui me permet de dire, que généralement la maladie durera d'autant moins longtemps que le traitement intensif aura été commencé plus près du début.

Plusieurs confrères ont employé la méthode dont je viens de parler ; ils en ont tous obtenu d'excellents résultats ; mais je ne parle pas ici de leurs observations.

TRAITEMENT GÉNÉRAL

Je ne m'occupe ici que du traitement local, je ne parle ni des complications, ni du traitement général, mais comme il est absolument important, j'insiste sur ce fait :

Il faut absolument tonifier le malade, *quel que soit son âge* ; la maladie peut être longue, et vers la fin l'anémie est profonde, et l'on doit compter avec la période de convalescence.

En résumé toutes les indications se trouvent contenues dans la formule suivante :

1° *Prendre la maladie au début (cela regarde les parents).*

2° *Faire la triple opération toutes les deux ou trois heures.*

3° *Tonifier les malades.*

4° *Soigner les complications.*

5° *Éviter avant tout d'être obligé de recourir au tubage ou à la trachéotomie ; c'est-à-dire s'opposer à la propagation au larynx (croup) et à la généralisation.*

DÉTAILS

DU

TRAITEMENT

I

*Étant donné que la diphtérie est insidieuse et que, prise
à temps, elle guérit,*

Tous les matins, en faisant la toilette de l'enfant, il
faut regarder s'il y a du blanc dans la gorge (avant de le
faire boire ou manger naturellement).

C'est ennuyeux, mais très facile ; jusqu'à deux ans, il
il est inutile de tenir à l'enfant de beaux discours ; il faut
lui faire ouvrir la bouche en l'empêchant de respirer
par le nez, puis pousser doucement le petit abaisse-
langue ou le manche d'une cuiller à café *jusqu'au fond
de la gorge* ; l'enfant a un « haut-le-cœur » et montre tout.

Plus tard, on arrive en trois ou quatre fois à ce que
l'enfant montre sa gorge tout seul ; il suffit de lui dire
de *bâiller* ; la langue s'aplatit ; comme récompense on
lui promet quelque chose et *on le lui donne*. — Au bout de
trois jours, l'habitude est prise.

II

L'enfant a la diphtérie ; alors il faut :

1° Le placer dans une chambre isolée le plus possible ;

2° Le séparer de tout enfant ;

3° Enlever de la chambre tout ce qui n'est pas indispensable, cela évitera d'avoir trop d'objets à désinfecter ;

4° Mettre en dehors de la chambre le long de la porte une portière, un drap ou une couverture, et en placer une autre à une distance de 1 à 2 mètres, de manière à former une antichambre ;

5° *Défense absolue de balayer, d'épousseter ou de secouer les tapis par la fenêtre pendant toute la maladie jusqu'à désinfection complète.*

III

La personne ou les personnes qui feront le traitement
ou qui s'occuperont de l'enfant, déposeront leurs manteaux,
chapeaux, etc., en un mot les choses amovibles en dehors
de l'antichambre que l'on a faite : dans cette antichambre,
ces personnes prendront une grande blouse blanche qui
y aura été déposée, elles relèveront leur pantalon ou leurs
robes et alors seulement elles entreront.

En sortant, remettre la blouse au même endroit et se
laver les mains avec de la liqueur de Van Swieten pure,
puis avec de l'eau de Cologne contenant par litre un
gramme de sublimé (ne pas s'essuyer, l'alcool sèche seul).

(1) Aux personnes tentées de trouver ces précautions excessives, je
dirai ceci ; je connais un médecin, qui deux fois a donné la diphtérie à
sa sœur, sans l'attraper lui-même ; il est vrai qu'il ne prenait que les
précautions ordinaires.

IV

Traitement. — *Toutes les deux heures, le jour, toutes les trois heures la nuit,* faire les préparatifs suivants :

L'enfant étant roulé dans un drap, ou dans une grande serviette de façon à être maintenu immobile, la garde l'assied sur elle, de manière à lui tenir les jambes entre ses genoux ; de la main gauche elle maintient les mains, de la main droite elle appuie sur le front de l'enfant et elle presse la tête du malade contre elle ; le menton de la garde est appuyé sur le crâne de l'enfant.

Pendant les préparatifs précédents, on dispose cinq porte-caustique, portant à l'extrémité du coton hydrophile enroulé autour du pas de vis, et coupé perpendiculairement à la tige (fig. 1 et 2).

On trempe les deux premiers dans la solution de papaïne ; les autres restent secs.

Première opération. — La bouche de l'enfant est ouverte *doucement* ; s'il résiste, on lui ferme le nez, et au moment où il veut respirer on passe le long de la commissure des lèvres, le petit abaisse-langue qu'on enfonce *jusqu'au fond* (fig. 3), l'enfant a un peu envie de vomir, mais comme il n'a rien dans l'estomac, il ne restitue rien, et il montre parfaitement son arrière-gorge.

Alors, tout doucement, sans frotter, sans écorcher, sans faire saigner, on va toucher les fausses membranes, méthodiquement, avec la solution de papaïne.

La paroi postérieure du pharynx d'abord, puis les amygdales gauche et droite ;

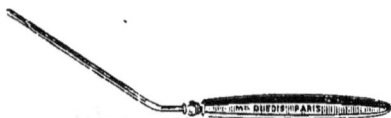

Fig. 1 (1/4).

P orte caustique, à l'extrémité duquel on enroule le coton hydrophile.

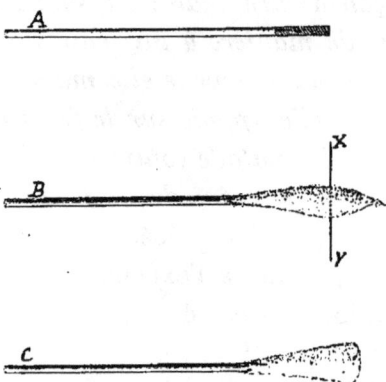

Fig. 2 (1/2).

Extrémité du porte-caustique : A, montrant le pas de vis ; B, muni de coton hydrophile ; C, le coton hydrophile est coupé suivant X Y.

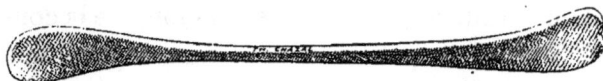

Fig. 3 (1/2).

Abaisse-langue pour enfant jusqu'à trois ans.

Les piliers ;

La luette ;

Le voile du palais de gauche à droite ;

Les joues ;

La langue ;

Les lèvres. Il faut un ou plusieurs pinceaux, suivant la quantité des fausses membranes ; on retire son abaisse-langue, et on laisse reposer l'enfant, qui doit toujours rester roulé dans sa couverture.

Deuxième opération. — On prépare un litre d'eau phéniquée tiède à 1 p. 100 et on en met la moitié dans un irrigateur ordinaire.

L'enfant, après quatre à cinq minutes de repos pendant lesquelles on a préparé le lavage, est placé, *sur le ventre*, sur les genoux de la garde, la tête dépassant au-dessus d'une cuvette large, ou d'une terrine, contenant de la liqueur de Van Swieten.

Immédiatement il se met à crier ; par conséquent il ouvre la bouche, et on lui fait arriver le jet directement dans le fond de la gorge, il crie de plus belle, mais il *n'avale rien du tout*, et les fausses membranes se détachent et sont expulsées ; puis, s'il y a lieu, on refait un deuxième lavage avec le demi-litre restant. *Ce lavage doit être très bien fait ; c'est excessivement important.*

Troisième opération. — L'enfant est replacé comme pour la première opération, et on va toucher doucement la gorge avec le collutoire partout où il y avait des fausses membranes ; s'il en restait quelques-unes, on les détacherait avec le pinceau sec ; elles partent tout de suite, il est inutile de frotter (1).

(1) Cette triple opération se fait en moins de dix minutes ; la nuit on s'éclaire avec une lampe électrique grosse comme un petit pois, et actionnée par deux éléments au bichromate.

V

L'enfant est rendu à la liberté, on le laisse reposer un peu, et on lui donne à têter ou à boire ;

En effet il ne faut pas le nourrir avant, parce qu'il vomirait pendant l'opération : de plus il faut prendre les plus grandes précautions pour ne pas infecter la nourrice, et il est logique de commencer par désinfecter la bouche et les lèvres de l'enfant (1).

(1) Pour un adulte ou un enfant raisonnable (il y en a) l'opération est encore plus facile : seulement la nuit l'adulte se repose moins bien, parce qu'il ne se rendort pas tout de suite ; tandis que l'enfant se repose beaucoup mieux et se rendort instantanément.

VI

Il faut faire cette triple opération, je le répète, toutes les deux heures le jour, toutes les trois heures la nuit ; par conséquent il faut deux gardes, l'une de jour, l'autre de nuit.

Si la maladie est prise dès le début, et si l'on applique de suite le traitement intensif décrit plus haut, on peut en être quitte en huit jours, sinon cela peut durer six semaines, j'en ai vu plusieurs cas.

Défense absolue d'écarter les séances, sous prétexte que cela va mieux, ou qu'il n'y a plus rien (1).

(1) Un enfant d'un an à peine est pris de diphtérie, j'institue le traitement précédent un mercredi ; je suis rappelé en toute hâte le dimanche, les fausses membranes s'étaient propagées dans le larynx, l'enfant avait le croup ; j'interroge les parents ; depuis vingt-quatre heures on avait traité une fois, sous prétexte « qu'il n'y avait plus rien ». J'ai fait reprendre immédiatement le traitement toutes les deux heures jour et nuit, pendant dix jours, sans repos et avec un interne ; l'enfant guérit en deux semaines, mais il est probable que sans l'imprudence des parents, la guérison eût été plus rapide.

Dès le début, il faut instituer le traitement intensif.

VII

Les vomitifs sont généralement contre-indiqués : il faut au contraire *soutenir les forces*, suivant l'âge ; l'adynamie devient profonde, et il faut que le malade puisse résister.

Naturellement je ne parle pas ici du traitement des complications ; cela regarde le médecin, dont une visite au moins chaque jour est indispensable.

Il ne faut pas oublier de traiter les adénites : souvent les fausses membranes persistent tant qu'il y a des ganglions enflammés.

VIII

Il n'y a plus de fausses membranes depuis plusieurs jours, la guérison est confirmée : alors il faut faire désinfecter.

Si on a isolé la chambre comme je l'ai indiqué, la chambre seule avec l'antichambre est à nettoyer ; — sinon *c'est tout l'appartement* (1).

A Paris, la désinfection est facile, elle est même forcée.

Mais en province, c'est tout le contraire, et en plus on a à lutter contre l'inertie, ou même la mauvaise volonté de l'entourage.

Alors j'agis de la façon suivante :

Dès le début je fais tout enlever de la chambre sauf deux lits en fer, l'un pour le malade, l'autre pour la garde ; je ne laisse que la cheminée, les joujoux et les choses indispensables ; ni tapis, ni tentures, ni rideaux : rien.

---

(1) Il y a quelque temps, dans une grande ville du centre, se trouvait une famille composée du père, de la mère, et de trois enfants. L'un des enfants est pris d'une diphtérie bénigne ; les autres enfants sont éloignés ; la mère ne prend pas assez de précautions, elle est atteinte d'une diphtérie toxique et meurt, tandis que le fils est sauvé.

On désinfecte *tout* l'appartement, et on me fait demander ce qu'il faut faire en plus ; je réponds : mettre les enfants à la campagne, et ne rentrer dans l'appartement qu'au mois d'octobre ; on me remercie du conseil, et naturellement on ne le suit pas ; les deux autres enfants attrapent la diphtérie ; on fait le traitement intensif, et ils guérissent.

Ce qui prouve qu'il est plus facile de désinfecter une chambre qu'un appartement, et qu'on ne saurait prendre trop de précautions.

Pendant la maladie, je n'ai laissé sortir aucun linge de la chambre, sans qu'il ait été bouilli dans du sublimé à 1 p. 1000 ; si le malade est un adulte, je le fais cracher dans des compresses qu'on jette ensuite au feu.

Après guérison, je fais vaporiser partout du sublimé ; puis la chambre est close hermétiquement et désinfectée en faisant brûler du soufre.

Les vêtements sont désinfectés également de la même façon ;

Le malade et la garde ont changé de tout après s'être lavés à la liqueur de Van Swieten.

Je ne suis pas porté à voir tout en noir ; mais je connais une ville de province de 3000 habitants ; il y a trois médecins, et chacun d'eux soigne en moyenne 50 à 100 cas de diphtérie par an : c'est énorme, et il faut voir le nombre de petites tombes qu'il y a là-haut, au cimetière : si la désinfection était faite, le nombre de cas se trouverait très réduit.

CONCLUSIONS

La méthode préconisée par le Dr Gaucher donnant de très bons résultats, mais étant parfois difficile à appliquer, nous avons été conduit à la modifier de la façon suivante :

MÉTHODE DU Dr GAUCHER.	MODIFICATION.
1° Enlever les fausses membranes à sec.	1° Toucher *doucement* les fausses membranes avec la *papaïne* qui les dissout.
2° Toucher les muqueuses avec le collutoire phéniqué.	2° Grand lavage antiseptique faible, pour enlever les fausses membranes.
3° Grand lavage antiseptique.	3° Toucher légèrement la muqueuse avec un collutoire antiseptique coagulant la fibrine et les albuminoïdes (*le phénol camphré semble donner les meilleurs résultats*).

Résultats. — Le Dr Gaucher n'a eu que 7 p. 100 de morts, ce qui est très peu, si on se reporte aux statistiques précédentes (dans les hôpitaux 50 à 60 p. 100 de morts); pour ma part tous les cas que j'ai soignés ont guéri, et il s'agissait sûrement de diphtérie.

TABLE DES MATIÈRES

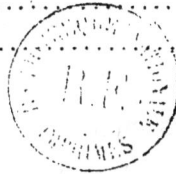

OUVRAGES DU MÊME AUTEUR

Anatomie descriptive du sympathique thoracique des oiseaux (Médaille de la Faculté de Paris).

Anatomie et histologie du sympathique des oiseaux.

Questions de physique, 2ᵉ édition (MASSON).

Memento d'histoire naturelle (MASSON).

Note sur un nouveau sphygmographe (récompensé par la Faculté de médecine).

Électricité médicale et galvanocaustie.

Traitement par la résorcine des végétations adénoïdes.

Utilité des injections de liqueur de VAN SWIETEN dans le tissu des tumeurs d'aspect cancéreux.

Stéthoscope à renforcement (récompensé par la Faculté de Médecine).

Traitement de la diphtérie.

7820-94. — CORBEIL. Imprimerie CRÉTÉ.

www.ingramcontent.com/pod-product-compliance
Lightning Source LLC
Chambersburg PA
CBHW060456210326
41520CB00015B/3970